生命と食

福岡 伸一

岩波ブックレット No. 736

生きることと食べることの意味

生物学に秘められたドラマ

私が書いた『生物と無生物のあいだ』(講談社現代新書、二〇〇七年五月)という本は、予想外にたくさんの読者を得ることができました。私はこの本を通じ、「生命はモノとして説明できるのか」ということを問おうとしました。そこで、まず執筆前に決めたのは、教科書のようには書くまいということでした。

教科書は概してつまらないものです。というのも、すべての知識を事後的に整理しているから、つまらないわけです。しかし、一つ一つの知識には、それを知りたかった切実な思いがあったはずですし、それを知るためのさまざまな人たちのいろいろな努力もあったはずで、そこにこそドラマがあり、面白みがあるのです。教科書には、科学者たちのそういった思いや努力は、必ずしも出ていません。

ノーベル生物学賞を受けた研究者の業績をつないでいけば、生物学の歴史が語れるともいえますが、それは遠くから山を眺め、「あれが槍《やりが》ヶ岳《たけ》で、あれが穂高《ほたか》だ」と、ピーク(頂)をつないで稜線を見ているだけのようなものにすぎません。人間の知識の成り立ちには、稜線を見ているだけではわからないことが、たくさんあるものです。

ではいったい、どのように生物学を語ればいいのか。私は、そのことを考え続け、やがて一つの結論に達しました。その結論は、自分の学んできた経験の中で語りなおす、ということです。

私自身、「これは、こういうことなのか」、「これとこれは、こういうふうにつながっているんだ」、「この人とこの人は、同じことをいっている」というようなことに気づきながら、生物学を学んできました。そういった気づきの体験をもう一度語りなおせば、生物学がよりビビッドなかたちで読者に伝わるのではないかと考えたのです。

『生物と無生物のあいだ』は冒頭、ニューヨークのシーンから始まります。これは何も格好をつけてニューヨークのシーンを書いているわけではなく、私が研究者のタマゴとして研究生活を開始したのが、ニューヨークのマンハッタンの一隅にある、ロックフェラー大学だったからです。そこは古くは野口英世が留学していたところでもあります。私はそこでの気づきの体験を出発点に、この本を書くことにしました。

さて、この本については、それを読んでいただくとして、ここでは、そこに書ききれなかったことをお話ししたいと思います。それは、生きることと食べることの本質的な意味についてです。

私たちは毎日毎日、食べなければなりません。どんなにご馳走《ちそう》を食べたとしても、次の日にはもうお腹がすきます。もし、子どもや家族から、どうして食べ続けなければならないの？と問われたら、あなたは何とお答えになるでしょう。生きるため？　では生きているとはいったい、どんな状態のことをいうのでしょうか。食べることの意味を問うためには、生きていることの意味を探る必要があります。

生命は部品交換可能な機械か

生きているとはどういうことか、生命とは何か――それは、誰にとっても非常に本質的な問題です。私が生物学を研究するのも、自分とはいったいどういう存在なのか、どういう状態なのかを知りたいがためです。「食」という営みを考える上でも、「生命とは何か」ということが、とても大切な基本となるに違いありません。

そこであらためて、「生命とは何か」と、問うてみたいと思います。すると、あちこちから、「生命とは遺伝子というミクロなパーツから成り立っている、一種の分子機械である」という答えが、聞こえてはこないでしょうか。

現在、私たちの周りには、生命操作をめぐるさまざまな議論があります。遺伝子組み換え、クローン技術、ＥＳ細胞、ｉＰＳ細胞、臓器移植……。これらの先端技術の通奏低音《つうそうていおん》には、ひとつの明確な生命観があります。それは、究極のところ、生命とは機械仕掛けであるという見方、すなわち機械論的生命観です。私たちのほとんどが、この生命観を信じ、どっぷり染まっているからこそ、パーツを組み替え、プログラムを戻し、遺伝子を切り貼りするといった生命の操作が行われているわけです。

体の仕組みを、「心臓はポンプ」、「肺はふいご」、「関節は滑車」というように、機械にたとえる考え方は、ルネッサンス期、あるいはその後のエンライトメントと呼ばれる人間の思考が宗教的なものから解放されていく過程で、出てきたものです。

やがて、デカルト（一五九六―一六五〇）が機械論的な世界観を提唱し、大きな潮流となっていきます。たとえば、フランスのラ・メトリー（一七〇九―一七五一）などは、犬を鞭《むち》でぶつと吠《ほ》えるのは犬が痛がっているわけではなく、鞭の刺激に対する機械的な反応として鳴いているに過ぎないとし、徹底的な機械論を推し進めました。

時代は下り二〇世紀半ば、ジェームズ・ワトソン（一九二八―）とフランシス・クリック（一九一六―二〇〇四）が現れます。ワトソンとクリックは、細胞がどういう細胞になるかは、細胞の中にあるＤＮＡが決めている、そしてＤＮＡは遺伝子の本体であるから、その構造がわかれば生命のすべてが説明できる、と考えました。実際に彼らは、二つの糸がラセン状に渦巻いている、ＤＮＡ二重ラセン構造を発見しました。

ここに新しい機械論的生命観の一種の到達点がありました。ＤＮＡが二重ラセン構造をとっているというのは、たとえるなら、ジャンパーに付いているジッパーのようなもので、右と左の鎖が互いに対応して結びついています。一方の鎖があれば、それをもとにもう一方の鎖を作ることができるわけです。

これは、ネガフィルムとポジフィルムのようなものともいえます。ポジからはネガを作れるし、ネガからはポジを作れるという対応関係です。この構造によって、生命は常に自分のコピーを作り出せるというわけです。ワトソンとクリックが発見したＤＮＡの二重ラセン構造の中には、生命の自己複製の仕組みが秘められていたのでした。

こうして、二〇世紀に至り、「生命とは自己複製できる分子機械である」という定義に到達しました。その機械のミクロなパーツは、遺伝子あるいは遺伝子を作り出すタンパク質であり、ヒトの場合、そのパーツの数はおよそ二万数千種類であるというところまで解明されています。

ヒトのＤＮＡの配列を探るヒトゲノム計画により、ヒトの遺伝子の規格はすべて読み終えられており、それを基《もと》に、試験管の中で遺伝子がコードしているタンパク質を作り出すこともできます。つまり、ヒトの細胞に含まれている二万数千種類のパーツは、いまや人工的に作り出すことができるのです。

その二万数千種類のパーツのすべてを、試験管の中でクルクルと混ぜ合わせるとします。ここでハリウッド映画であれば、博士が電気ショックを当てると、煙が出て、何かが立ち現れるかもしれません。しかし、たとえ電気ショックを与えても、あるいはエネルギーの源になるようなブドウ糖を入れても、生命現象は立ち上がりません。そこにあるのは、単なるタンパク質のミックスジュースです。

では、すべての部品が揃《そろ》っているのに、ここに生命現象が起こらないのは、いったいどうしてなのでしょうか。そこに機械論的生命観が見落としている、生命が持っている非常に重要な側面が隠されています。

絶え間ない流れの中にある生命

ファミリーレストランに行ってメニューを開くと、たとえば「ハンバーグ定食、八九三キロカロリー」などと書いてあります。体重が気になる人は、できるだけカロリーの少ないものを選ぶかもしれません。けれども、食べものをカロリーに換算すると、生命現象の非常に大事な側面を見失ってしまうことになります。

食べものはカロリー源であり、私たちはそれを燃焼させて熱エネルギーにし、体温や運動エネルギーに変える。私たちの体内には自動車のエンジンのようなものがあって、ガソリンを注ぎ込めば、それを燃やして運動エネルギーに変えて、自動車つまり体を走らせることができる。この見方は、とりもなおさず、端的な機械論的生命観です。

ワトソンとクリックが二重ラセン構造を解いたのは、一九五三年のことでした。しかし、それに先立つこと一〇年以上前に、ルドルフ・シェーンハイマー(一八九八―一九四二)というドイツに生まれアメリカに亡命した一人のユダヤ人科学者が、もっと重要なことを発見していました。彼は、食べものというのは、単なるカロリー源ではないということを明らかにしたのです。

シェーンハイマーの実験は非常にシンプルなものでした。ネズミに食べものを食べさせて、その食べものの分子がネズミの体の中に入ったあと、どこへ行き、どうなるかを追跡していったのです。彼は同位体(アイソトープ)標識法という方法で元素に目印を付け、その元素を含むアミノ酸を作り、ネズミに三日間、食べさせました。

最初はシェーンハイマー自身も、食べものは体内で燃やされて、何時間か、あるいは何日かあとに、目印を付けた元素を含む燃えかすが、呼吸や糞尿の中に排泄《はいせつ》されると予想していました。ところが実験の結果は、シェーンハイマーの予想を見事に裏切りました。目印を付けたアミノ酸は全身に飛び移り、その半分以上が、脳、筋肉、消化器官、骨、血管、血液など、あらゆる組織や臓器を構成するタンパク質の一部となっていました。食べものは、ネズミの体の一部となって、その場に留まっていたのです。

しかし、その三日間で、ネズミの体重は増えていませんでした。このネズミは大人のネズミだったので、成長しないで、ほぼ同じ体重で留まっていたのです。食べものには重さがあります。

食べものがネズミの体の一部になったのならば、その食べものの分の重さがネズミの体重に加わるはずです。なのに、体重が増えないということは、何を意味しているのでしょう。

このことから、食べものは体の中に入って、体の一部に変わるけれど、もともとそこにあった分子は分解され、体の外に捨てられた、ということが考えられます。つまり、食べものの分子は、単にエネルギー源として燃やされるだけではなく、体のすべての材料となって、体の中に溶け込んでいき、それと同時に、体を構成していた分子は、外へ出ていくということです。

実際に、実験の次の段階で、目印を付けていない普通の食べものをそのネズミに与えると、今度は、その食べものがネズミの体の一部となり、その前にネズミの体の一部となっていた目印を付けた分子は、分解されて、排出されました。

このようにして、食べものは体の中を通り抜けていく。しかし、「通り抜けていく」という言い方は正確ではありません。何か実体があって、その中を通り抜けていくわけではなく、食べものの分子そのものが体を一瞬作り、それが分解されて、また流れていく。体というふうに見えているものは、そこにずっとあるわけではなくて、絶え間なく合成され分解されていく、流れの中にあるのです。

そして、それはどんな分子でも例外ではありません。分裂しない脳細胞でも、生まれたときから死ぬときまで、たとえば八〇年間、そこに同じ原子があるわけではないのです。細胞としてはずっと同じ位置にありますが、細胞の中のタンパク質もＤＮＡも、ものすごく速い速度で、すべて入れ替わっています。

皮膚や髪は、剝落《はくらく》したり抜けたりするので、入れ替わることが実感できますが、硬くてかっちりした印象を与える骨や歯のようなものでも、その中身は入れ替わっています。体のすべての分子は食べものの分子と絶え間なく入れ替わり、全体として流れているのです。

このようにして、シェーンハイマーは、生命が絶え間のない流れにあることを明らかにし、その有りように「動的平衡《へいこう》」という名前を付けました。

私たちの体内に自動車のエンジンのようなものがあるとするなら、動的平衡状態では、ガソリンは燃やされるだけでなく、その成分がエンジンのネジや金属板やパイプなど、あらゆる部品へと変わってエンジンを構成し、やがて分解されて出ていく、ということになります。これは、機械論的生命観と、まったく異なる生命観です。

動的平衡状態にある分子の流れは、ある瞬間には分子Ａと分子Ｂがなければならなくて、次の瞬間にはそれらの分子が消えて新しい分子Ｃができてくる、というように、常に「時間」とともに動いています。分子Ｃがあるとき、分子ＡとＢは消えていなければなりません。生命現象はそのようなネットワークの中にあるのですから、ヒトの細胞に含まれる二万数千種類すべてのタンパク質の分子がいっせいにコップに入っていたとしても、そこにネットワークは立ち上がりようがないわけです。

シェーンハイマーはこのように、時間が動的平衡状態の中に折りたたまれているという生命観を打ち出しましたが、すぐあとに出てきたＤＮＡに基づく機械論的生命観に、ある意味、打ち負かされてしまいました。彼は生物学の教科書にもほとんど出てくることはなく、謳《うた》われることのないヒーローとして歴史の闇に消えてしまったのです。

しかし、環境と生命とを操作し続ける科学・技術の在り方をめぐって、大きな岐路に立たされているいま、シェーンハイマーにスポットライトを当てなければ、私たちは染みついてしまった機械論的生命観から、目を醒《さ》ますことができないのではないでしょうか。

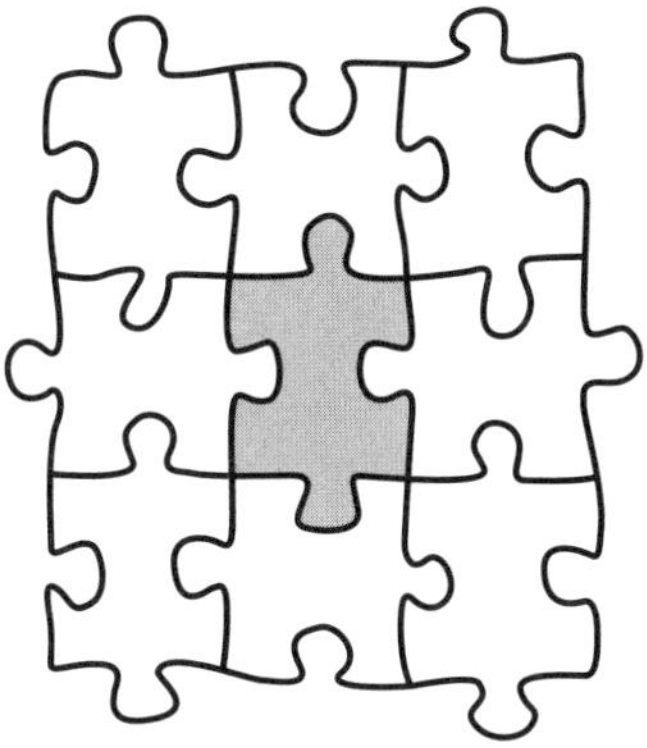

図１　ジグソーパズルのピースの相補性

死ぬまで続く自転車操業

ジグソーパズルで一つのピースがなくなったとしても、私たちはそこに接して取り囲むピースの形から、なくなったピースのかたちを特定することができます。ヒトの体の中でも、分子はジグソーパズルのように互いに組み合わさっているので、そのうちの一つが分解され、排出されても、周りの分子がなくなった分子のかたちを覚えていて、新しく作られた分子はぴったりとその場所にはまることができるようになっています。それは、体のすべてのピース、分子にいえることで、「かたちの相補性」のルールを基本とし、パズルを埋めるようにして同時多発的に合成と分解を繰り返しているのが、生命現象なのです。だとすれば、なぜ生命現象は合成と分解を絶え間なく繰り返さなければならないのか、という疑問が、当然湧《わ》いてきます。これも生命にとって本質的な疑問ですが、実は、簡単に答えることができます。

生命現象は、いまからおよそ三八億年前(三七億年前という人もいます)のある地点で、非常に偶然なことが起き、地球上に発生して、現在まで続いています。三八億年間にわたって、ある秩序をずっと維持し続けようとしたら、どのような方法が考えられるでしょうか。

たとえば豪雨、暴風、地震がきても大丈夫で長持ちする家を作ろうとしたら、私たちは、どうするでしょうか。普通は、しっかりとした土台を作り、そこに腐食しない堅剛な骨組みを立て、家の外壁を特殊なパネルで覆って、頑丈にしようとします。あるいは、最近の高層マンションは、地中何十メートルもの深いところにパイルを打ち、地震などに備えようとしています。しかし非常に強固に頑丈に作ったものであっても、二〇年、三〇年も経てば、大規模な修繕をしないと維持できません。一〇〇年も保たれる建造物は、そうありません。

ところが、生命現象はほとんどメンテナンスをしないまま三八億年間、その仕組みを維持し続けています。たとえば人間の個人の命を考えても、八〇年、九〇年、一〇〇年くらいまでは、いろいろな老化現象は起こりますが、メンテナンスフリーで維持できます。その秘密が、動的平衡状態にあるのです。

この世の中にあるすべてのものは、常に壊れる方向に向かっていきます。どんなに頑丈に作っておいた家でも、ボロボロになっていきます。このように、ものごとが秩序から無秩序の方向へ進むことを、物理学ではエントロピー増大の法則といいます。秩序あるものが壊れる方向にしか動かないというのは、人間にとってどうしようもないことです。

しかし生命現象は、それに対抗する方法を編み出しました。エントロピー増大の法則が秩序を壊してくることに先回りして、自らまず自分のことを壊してしまう、という方法です。

体には、さまざまなエントロピー増大の法則が降り注いできます。体内のパズルのピースである分子は、酸化して壊れ、あるいは紫外線によって傷つきます。でも、それより先に自分から真ん中のピースを壊して、新しいピースに置き換えるわけです。

つまり、動的平衡状態の維持というのは、エントロピー増大の法則に対抗し、自ら分解して、それを作りかえるという、自転車操業の継続によって成り立っているということになります。エントロピー増大の法則に少しだけ先んじるこの方法は、秩序を絶え間なく維持するための、唯一の手段として編み出されたものであり、それこそが生命現象なのです。

細胞を見てみると、タンパク質を合成するよりも、自らのタンパク質を分解する仕組みのほうが精妙にできており、分解のほうに力が入れられていることがわかります。それは、分解しないと新しいものが作れないからです。

生命は、体のありとあらゆるところで分解と合成を繰り返し、自転車操業で走り続けますが、やがてエントロピー増大の法則に追いつかれて、追い越されるときがきます。それが個体の死です。しかし、そのときには多くの生命がすでにバトンを次の自転車に引き渡しています。その自転車もまた走り続けて、バトンを次に引き渡します。これが三八億年の間、繰り返されてきたことです。

あやうさを抱えて進む先端科学

では、現在、先端科学が行っている生命操作について、どのように考えたらよいのでしょうか。生命現象の仕組みは動的平衡状態、そしてジグソーパズルのようにつながっている分子と分子、あるいは細胞と細胞の相補性に潜んでいます。そのため、相補性をばらしてしまうと、生命の秩序は維持されなくなってしまいます。体内では、パズルのピースである分子が壊れても、周りのピースがそのかたちを覚えていて、秩序が維持されています。

ところが、このピースを全部ばらばらにしてしまうと、個々のピースは自分のいるべき場所がわからなくなってしまい、秩序が維持されなくなります。実はいま、再生医療で行われようとしているのは、このようなことなのです。

ＥＳ細胞（胚性幹細胞）、あるいは最近作り出されたｉＰＳ細胞（誘導性多分化細胞）は、あらゆる組織・臓器に分化する可能性を持つということで、「万能細胞」と呼ばれています。

私たちの細胞はすべて受精卵から始まり、心臓の細胞、脳の細胞、肝臓の細胞などになっていきます。つまり、細胞は自分の身の程を知り、専門性を帯びて、分化することで自分が何になるかを実現していくわけです。ですから、ある意味、受精卵は究極の万能細胞で、何にでもなりうるものです。

受精卵は、精子と卵子が結合してプログラムが開始されると、新しい分子ができて次のステージに進むという動的平衡状態が次々と繰り出され、あるものは神経に、あるものは膵臓《すいぞう》に、また別のものは筋肉にと、着々と個性化し、専門家となっていきます。そのプロセスは、まったくの待ったなしで進行するものです。

しかし、細胞と細胞はジグソーパズルのように隣同士で連携し、インタラクション（相互作用）を通して自分が何になるかと決めていくので、細胞一つひとつは自分が何になるかを、もともと知っているわけではありません。

受精卵は二細胞、四細胞、八細胞、一六細胞と分裂していき、一〇回分裂すれば二の一〇乗で一〇二四になります。そうやって受精卵があるかたまりになったときに、細胞を全部ばらしてしまうと、それぞれの細胞は自分が何になるかわからなくなってしまうのです。

自分が何になるかわからなくなって右往左往している細胞を見つけ、それをシャーレの中で育てます。すると、自分が何になるのかわからないけれども、時間がどんどん経つので、二倍、四倍、八倍と増えていく細胞が稀《まれ》に存在します。それがES細胞です。つまり、無個性を維持したまま立ち止まり、増殖だけを続けている細胞が、ES細胞なのです。

このES細胞は、何か指令を与えてやると、脳になったり、心臓になったりする可能性を持っています。あるいは、元の集団に戻してやると、そこで連携を始め、何かに分化していく可能性を持っています。この、何かになる可能性がある、ということから、ES細胞は再生医療の熱い注目を浴びているわけです。

しかし、ES細胞が出てくるずっと前から、人間はこのような細胞を知っていました。自分の身の程を忘れて、無個性化し、無限に増えることができる細胞、それは癌《がん》細胞です。

癌細胞は、心臓の細胞や肝臓の細胞など、一度は何かになった細胞です。でも、何かのきっかけで(それが何であるかは、いまだに生物学者は正確にはつかめていませんが)、タバコを吸いすぎたせいだとか、紫外線を浴びすぎたせいだとか、あるいは偶然によって、細胞の中の仕組みにエラーが生じ、自分が何になるかを忘れて、どんどん増えてしまう、そういう細胞です。

ですから、ＥＳ細胞と癌細胞は、コインの表と裏の顔であるとも考えられます。そういう意味では、ＥＳ細胞はブラックボックスであり、細胞の中で何が起きているのか、どのように何かになっていくのかわかりませんし、何かになっていくのを十分制御できるかどうかもわかりません。ＥＳ細胞が自分の分を思い出して何かになったとしても、その後、ちゃんと増殖を止めてくれるかどうかも、保証の限りではないわけです。つまり、万能細胞は万能であると同時に癌化する可能性もあるということです。

このように、生命科学の研究は、非常にあやうい刃物の刃先の上でバランスを取りながら進んでいるのです。

生命から部分は取り出せない

非常に優秀な外科医が登場し、鼻を移植したいと考えたとします。その外科医はドナーの鼻を摘出しようと、顔の真ん中の輪郭にそってメスで鼻を切り出していきます。しかし、この外科医のメスは、どれくらい深くえぐれば、鼻という器官を取り出すことができるのでしょうか。

鼻はにおいを司《つかさど》る器官です。鼻の少し奥に嗅上皮《きゅうじょうひ》細胞があり、そこにはにおいを感受するためのレセプターが数百から千種類ぐらい並び、においを引き受けています。レセプターの裏からは神経細胞がたくさん出ており、それが束になって脳に入っていきます。脳の中には、においのレセプターが受け取る信号を読み取る認識機構があります。そこからまた神経細胞が無数に体の末《まっ》梢《しょう》に到達していて、おいしいにおいが来たら近寄る、嫌なにおいが来たら遠ざかるといった、さまざまな反応をするための仕組みがあります。そのようなことをするには、筋肉も要るし、骨も要ります。

そうすると、嗅覚という仕組みを取りだそうとした外科医のメスはどんどん広がっていき、結局、体全体をもってこないと嗅覚というものをどこかに移すことはできないということになります。これは、生命が動的平衡状態にある、ということと同じことです。

たとえば、心臓がポンプであるならば、ポンプの仕組みさえあれば心臓は成り立つか、ということ、実は、そうでもありません。心臓はコロッとしたかたちをしているので、独立して取り出せるように見えてしまいますが、心臓も鼻も同じで、心臓を成り立たせるためには血管の仕組みが要りますし、心臓の中にはたくさんの神経が入り込んでいて、心臓の動きをコントロールしています。

受精卵細胞から心臓の細胞になる細胞が分化して増えていき、最終的な大きさで心臓の増殖が止まるためには、心臓のまわりにも仕組みがあります。ですから、心臓というのは、どこか外部にあったものを、機械の部品のようにもってきて、人間の中にはめ込んだものではありません。人間の中の仕組みの動的な平衡状態として生み出されたものなので、心臓という「部分」があるわけではないのです。これは、嗅覚という部分があるわけではないのと同じことです。

幼児に「人の絵を描いてごらん」というと、頭足人《とうそくじん》と呼ばれるものを必ず書く時期があります。頭足人というのは教育用語で、頭に直接手足が付いていることから、このように呼ばれます。ここで見ていただきたいのは、手足はともかくとして、幼児でも、目と鼻と口を描いているということです。

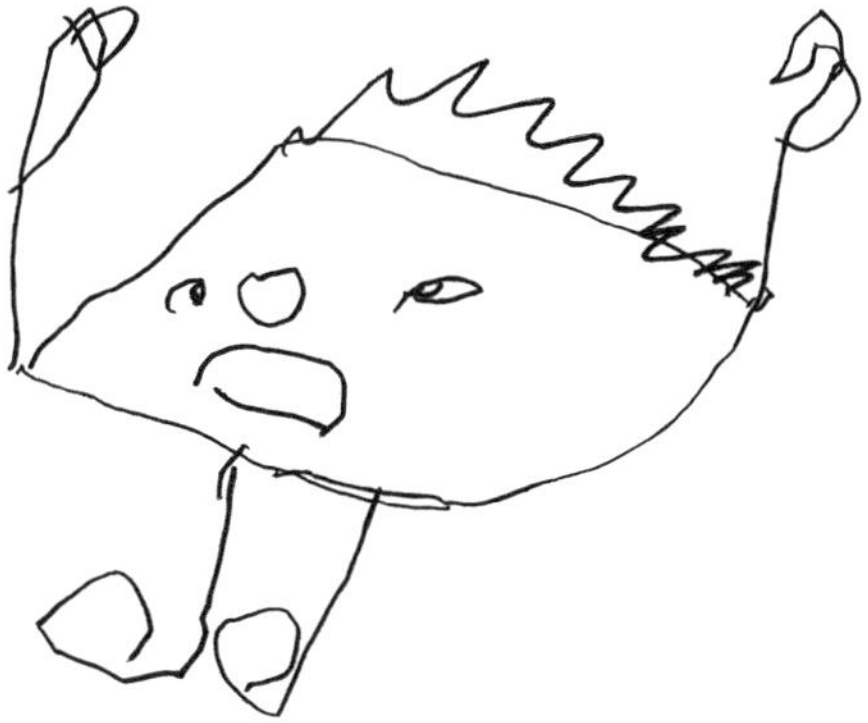

図２　幼児の描いた頭足人

小さな子どもでも、鼻というもののまわりに輪郭を作り出し、鼻を部分として描いてしまう。つまり、私たちの思考は、人間の体あるいは生命現象を切り刻んで、部分というものを取り出してしまうようにできているわけです。

しかし、生命現象にとって部分は幻想でしかありません。部分を切り取るということは関係を切り取るということで、動的平衡状態にある生命現象を破壊することです。また、動的平衡状態を維持するためには、時間がそこに折り重なります。

私が、ＥＳ細胞やｉＰＳ細胞を利用する再生医療、あるいは遺伝子組み換えをどこかおかしな操作であると感じ、その操作を美しくないと感じる根拠は何かというと、人工

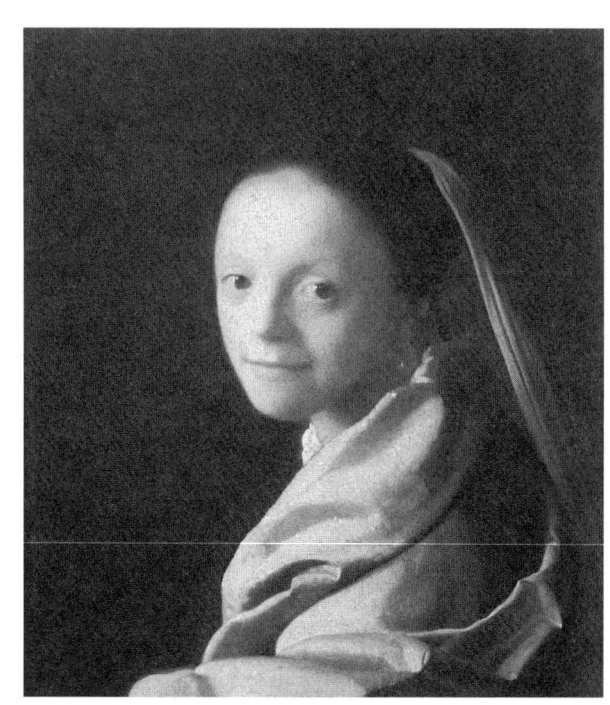

図3　フェルメール「少女」(メトロポリタン美術館蔵)

的な部分を想定し、それを切り出している、そして、そこに流れている時間というものを無視していることにあります。

フェルメール(一六三二—一六七五)が描いた「少女」、または「若い女の肖像」と呼ばれている絵を見てみてください。フェルメールは鼻に輪郭を書いていません。あるいは顔や服にも、黒い線で輪郭を描くようなことはしていません。すべてが光の粒のような色彩で描かれています。

この絵は一六六六年から六七年ごろに描かれたと考えられています。フェルメールはいまから三五〇年ほど前に、現在、私たちが生命を見ているのとは違う見方で、生命をきちんと理解していたというふうにも考えられるのではないでしょうか。

狂牛病が私たちに問いかけたこと

謎の病、狂牛病

生命に部分はないことの教訓のケーススタディとして、私が研究している狂牛病について見ていきたいと思います。食の安全を脅かす狂牛病の歴史を見ると、人間がいかに部分的な思考に陥り、生命現象や環境を部分的に捉えているかが、如実に見てとれます。

狂牛病の学術名称はＢＳＥ（Bovine Spongiform Encephalopathy）ですが、私はあえてこの病気を狂牛病と呼んでいます。狂牛病は俗称ではなく、イギリスの人たちが、正体不明のこの病気を「mad cow disease」と呼んだ、その語の直訳です。狂牛病は「牛が狂った病気」というよりは、端的にいって、「人が牛を狂わせた病気」です。人間が部分的な思考の落とし穴に入り、部分的な思考の連鎖という人災こそが、狂牛病の拡大をもたらしました。ＢＳＥという操作的な名称からは、そのような社会的・歴史的な意味が抜け落ちてしまいます。

一九八五年に狂牛病の第一号がイギリス南部のケント州に現れました。一九八五年以前には狂牛病というものは地球上に存在せず、このとき初めて姿を現したのです。

あるイギリスの牧場主が、普段はおとなしい雌のホルスタイン牛(乳牛)が、他の牛に向かって突きかかったり、同じところをぐるぐる回ったり、かと思えば、へたり込んで自力で立てなくなるという、非常に奇妙な状態に遭遇しました。そこで付近の獣医さんを連れてきて診てもらいましたが、獣医さんも何が起こっているかはわからずじまいで、その牛はとうとう意識を失い、自力で餌を食べられなくなり、死に至りました。

それで終われば、謎の病気ということで闇に葬られてしまったわけですが、そうはなりませんでした。なぜなら、まったく同じ症状を示す牛がイギリス全土で同時多発的に現れたからです。イギリス政府はびっくりして調査を開始しました。

最初、原因はまったくわからなかったので、農薬による中毒ではないか、土壌中に含まれる重金属によって中毒を起こしたのではないかといった可能性が考えられました。しかし、そのような可能性は次々と消えていきました。いずれの仮定も、イギリス全土で同時多発的に起こっている病気を統一的に説明できる原因とは成りえなかったからです。

さまざまな可能性が浮かんでは消え、浮かんでは消えて、たった一つの可能性が最後まで残りました。それは、飼料が汚染されていたのではないかという可能性でした。

肉骨粉という飼料

そのときまで、普通の人々がまったく知らなかったことがあります。近代畜産業の下にあっては乳牛はもはや草食動物ではない、という事実です。

ミルクを生産するために、乳牛はのべつまくなしに切れ目なく妊娠させられ続けます。そして子牛が生まれると、分娩ゼロ日に隔離され、別のところへ連れていかれます。子牛が飲むべきミルクは商品として搾乳機によって搾乳されますし、子牛が一瞬でもお母さんのおっぱいを飲むという幸福な体験を味わうと母子を分離するのが非常に困難になるので、何もわからないうちに違うところへ連れていかれるのです。

そして子牛は次の乳牛に仕立て上げるために、できるだけ早く飼育しなければなりません。そのためには何かを食べさせなければいけない。でもミルクを飲ませるわけにはいかない。ミルクを作るためにミルクを飲ませていたのでは経済的に成り立たないので、もっと安くて、しかも高タンパク質の栄養分を代用乳として与えなければなりません。

また、イギリスは寒冷な気候もあり、大豆やトウモロコシなどの飼料穀物を安い値段で十分に作ることができないという、風土的なハンディを負っています。そこでイギリス人たちは、安い飼料の供給源として家畜の死体を思いついたのです。

付近の農場で、病気で死んだり、けがで使いものにならなくなったりした、牛や豚や羊の死体を集める。それを大鍋で煮て、骨を外して脂を漉《こ》し取り、残った肉かすを乾燥させて、パウダー状にする。これを肉骨粉《にくこっぷん》と呼んでいました。この肉骨粉を水で溶いて、子牛に飲ませていた。

子牛はもちろん、そんなものは飲みたくないわけですが、それしか飲むものがなければ、飲まざるをえません。そして、その動物性の飼料の中に、病原体が混じり込んでいたのです。死体は無差別に集めていたので、その家畜が、どんな病気だったか、どのように死んだかという選別は、まったくなされていませんでした。

イギリスには牛もたくさんいますが、それ以上に、羊毛産業のための羊が多くいます。羊にはスクレイピー病という奇病があることが、昔から知られていました。スクレイピー病は、イギリスの片田舎の限られた農場で、非常にまれに起こる病気でした。羊に神経症状が出て、よろけて立てなくなって死んでしまう。伝染するようで、同じ農場の羊は同じように死んでいってしまう。脳を調べてみると、脳細胞がスポンジ状に死んでいて、穴がいっぱい空いている。それが、スクレイピー病でした。

やがて、スクレイピー病で死んだ羊の死体が肉骨粉の材料の中に混じっていて、それを食べた牛から狂牛病が現れたということがわかってきました。草食動物は草を食べるという食物連鎖網を、三八億年の歴史が作ってきた生命の動的平衡状態を、より効率がいいからということで部分的に組み換え、草食動物を肉食動物に変えた。さらに、牛に牛を食べさせる、羊に羊を食べさせるという、ある種の強制的な共食いをさせた。その結果、本来うつるはずのない羊の病気が牛にのりうつってきたのです。

肉骨粉を原因と特定するに至るまで調査に三年を要し、一九八八年になってイギリスは肉骨粉の給餌《きゅうじ》を規制しました。この規制は正しい判断で、その後、狂牛病の発生は減少に転じていきました。しかし、この病気にはもう一つ大きな特徴がありました。それは潜伏期が非常に長いということです。

普通、私たちがインフルエンザや食中毒などの感染症にかかったときには、感染源と接触してから、あるいはそれを食べてから症状が出るまでに、どんなに長くても二、三日しかかかりません。ところが狂牛病は、出生直後の子牛たちが汚染された飼料を摂取してから実際の症状が現れるまでに、平均で五年の年月がかかりました。これは、病原体が消化管から入って末梢のどこかに潜み、増殖しながらターゲットである脳まで徐々に攻め上っていくのに時間を要すること、そして、脳の中で神経細胞を殺していくまでには、さらに長い時間がかかるということの表れです。

そのため、一九八八年に肉骨粉の使用が禁止されても、その効果が現れるのはずっとあとのことになりました。汚染された飼料は狂牛病発生後も三年間放置され、それを食べた牛や羊はたくさんいましたし、その飼料から感染して死んでも、そのまま肉骨粉の材料として使われていました。

肉骨粉の使用が禁止されてからも、汚染された飼料が出回っていた時期に食べて狂牛病を発症した牛が一九八九年から一九九二年くらいまでは出続けました。一九八八年以降に生まれた牛がポピュレーション（牛の頭数）の半分以上をなしていくまでには時間がかかり、イギリスの狂牛病は一九九二、一九九三年に年間三万頭以上発生するというピークを迎えたあと、ようやく減少に転じることになります。

経済効率を求めた人災

イギリス政府も、狂牛病が減少するに至り、とりあえず一安心でしたが、ここにもう一つ謎が残されました。

肉骨粉を作り、それを牛に与えるというのは、各農家が自給自足的に行っていたわけではなく、イギリスを始めヨーロッパでは、一大産業となっていました。肉骨粉を作る工程はレンダリングと呼ばれ、二〇世紀初頭からずっと行われていたものです。また、狂牛病の原因となった羊のスクレイピー病も、ずっと昔から存在していることがわかっています。

そうすると、レンダリングもしていたし、スクレイピー病も何年かに一回は起こっていたのに、狂牛病の大発生はそれまで一度もなく、一九八五年になって突然現れたのは、いったいどうしてなのか。ここに第二の人災、人間が部分的にしかものを見ることができない落とし穴が潜んでいます。

一九七三年の第四次中東戦争を皮切りに、一九七〇年代から八〇年代初めにかけて、石油の値段は断続的に上昇を繰り返していました。日本でも二度にわたってオイルショックが起こり、トイレットペーパーが足りなくなるというので、人々がスーパーマーケットに並びました。

原油の価格が上がって打撃を受けるのは、トイレットペーパーだけではなく、肉骨粉業界もまた、そうだったのです。彼らはただ同然の死体を集めてきて原料としていました。それを大鍋で煮るための燃料、熱風で乾燥させパウダー状にする燃料は、すべて石油で賄《まかな》われていました。つまり、原油の値段の上昇は、安い肉骨粉飼料の生産に、非常に痛手となったわけです。

そこで彼らは何をしたかというと、肉骨粉を作る工程を大幅に簡略化してしまいました。それは石油価格の高騰がピークを迎えた一九八〇年頃、つまり狂牛病が発生した一九八五年から潜伏期を五年として引くと、ちょうど計算のあう時期のことでした。

従来の肉骨粉を作るレンダリングでは、大鍋で圧力をかけ、死体を二時間くらい煮込んでいました。ところが燃料費を節約するため、その工程を三〇分程度でやめることにしてしまった。さらに、熱風を当ててカラカラになるまで肉骨粉を乾燥させていたのも、生乾き状態でやめてしまった。

それによって燃料費を節約することはできましたが、その代わりに何が起きたか――。それは部分的な思考の外側で起きたことなので、肉骨粉の製造業者はまったく気にしていなかったし、知ろうともしなかったのです。

狂牛病の病原体は謎が多く、いまもわからないことがたくさんありますが、羊のスクレイピー病の病原体は、他の病原体に比べ熱に強いことがわかっています。しかし、レンダリングの過程で圧力をかけて加熱すると、温度は一〇〇度を超え、約一三〇度にまで上がります。それで二時間煮詰められれば、さすがのスクレイピー病原体も死滅していました。だから、何十年もの間、何事もおきていなかったのです。

ところが、それを三〇分程度でやめてしまうと、どうなるか。原油の使用量は節約できましたが、危険な水域以上のスクレイピー病原体が残存することに手を貸してしまうことになった。工程が変わってのち肉骨粉中に病原体が生き残るようになり、それを食べた牛たちに五年の潜伏期を経て、一九八五年から一斉に狂牛病が発生したというわけです。

牛からヒトへの感染拡大

そうこうしているうちに新たな展開が起こりました。一九九二年以降、狂牛病の発生数は下がっていったのですが、一九九四年になり、今度はヒトの病気が現れてきました。

狂牛病のヒト版は変異型クロイツフェルト・ヤコブ病という名前が付いています。それまでヤコブ病は高齢者に発症する非常に珍しい病気で、若い人がかかる症例はほとんどありませんでし

表1　狂牛病関連年表

1730年代	イギリスにおけるスクレイピー病発生を示す最初期の記録.
1920年代～	肉骨粉製造(レンダリング), 給餌.
1980年～	原油価格高騰を受け, レンダリング工程簡略化.
1985年4月	イギリスにおける狂牛病第1号が報告される.
1987年末	イギリス政府, 狂牛病(牛海綿状脳症, BSE)の発生を正式発表.
1988年7月	イギリス政府, 反芻《はんすう》動物のタンパク質飼料(肉骨粉)の反芻動物への給餌を禁止.
1992～93年	イギリスにおける狂牛病発生のピーク(年間35000～37000頭).
1994～95年	イギリスで若い世代のヤコブ病症例が複数報告されはじめる.
1996年3月	イギリス政府, 牛からヒトへの感染可能性を認める. イギリス政府, 肉骨粉の輸出を禁止.
2001年9月	日本における狂牛病第1号が報告される. 日本政府, 肉骨粉の輸入と使用を全面禁止し, 食用牛全頭を対象とする検査及び特定危険部位除去を決定.
2003年12月	アメリカにおける狂牛病第1号が報告される. 日本政府, アメリカ産牛肉の輸入を禁止.
2004年4月～	日本の食品安全委員会が全頭検査の見直しを開始. アメリカ産牛肉の輸入再開について, 政府が食品安全委員会に諮問. 是非をめぐる論争が展開される.
2005年12月	日本政府, アメリカ産牛肉の輸入を部分的に再開.
2006年1月	日本政府, アメリカ産牛肉への脊柱《せきちゅう》混入発見を機に, 輸入, 再禁止.
2006年8月	日本政府, アメリカ産牛肉の部分的輸入, 再度再開.
2008年6月	韓国でアメリカ産牛肉の全面的輸入再開決定に対して大規模な抗議デモ. 韓国政府は実施を保留.
2008年8月	日本の全頭検査のうち月齢20カ月以下の牛に対する政府補助金打ち切り. 全自治体が独自予算で続行を表明.

た。ところが一九九四年から九五年にかけて、イギリスの一〇代、二〇代の青少年の間に、ヤコブ病が年間一〇人、二〇人という規模で報告されだしたのです。

これは何か非常に大変なことが起きているのではないか、ということになり、不幸にして亡くなられたヤコブ病の患者さんの脳を顕微鏡で調べてみると、たくさんのスポンジ状の穴が空いていました。神経細胞が集団で死滅し、そのまわりには異常型プリオンタンパク質が沈着していたその脳は、狂牛病で死んだ牛の脳と瓜《うり》二つだったのです。

それまで、狂牛病は困った病気ではあるけれども、あくまでも家畜の病気で、ヒトにうつることはないから安全です、といっていたイギリス政府でしたが、一九九六年になり、牛からヒトへの感染可能性を公式に認めました。その後、さらに研究が進み、いまでは狂牛病のヒトへの感染は、ほぼ間違いないこととされています。

牛の狂牛病よりもヒトの変異型ヤコブ病のほうが潜伏期間は長くなります。おそらく、狂牛病が発生した一九八五年前後に、イギリスの場末の安いパブで、汚染されたくず肉などで作られたハンバーガーやミートパイやハギス（端肉や内臓の挽肉で作るスコットランド料理）を食べた青少年たちの中に、一〇年くらいの潜伏期を経て、この病気が現れてきたのだと考えられます。

イギリス政府が牛からヒトへの感染可能性を認めたニュースは地球全体を駆け回りましたが、多くの国は対岸の火事だと思い、傍観していました。日本もそうです。そして、何ら有効な措置をとりませんでした。

イギリスの国家的犯罪

日本が狂牛病の問題に直面するのは、実際に国内で狂牛病が起きてからのことです。つまり、二〇〇一年九月に日本にも狂牛病の牛が存在していることがわかるまで、何の対策も立てられていませんでした。そして、いったん狂牛病が起こると日本中がパニックになり、牛肉の消費量は急激に落ち込みました。

その後、二〇〇三年になって、アメリカでも狂牛病の発生が確認されました。アメリカには日本の二〇倍規模、約一億頭の牛がいます。その中に狂牛病が潜んでいることがわかったのです。日本は狂牛病発生国からは牛肉を輸入しないという建前《たてまえ》を掲げていたので、アメリカ産牛肉の輸入を禁止しました。このことは貿易問題に発展し、アメリカは何とか牛肉の日本への輸出を再開したいという思惑から、外交上のプレッシャーを日本にかけ、狂牛病問題は政治問題化することとなります。

イギリスで発生した狂牛病が、どうして日本やアメリカにも飛び火し、世界中を悩ますことになったのでしょうか。そこにも人間の非常に部分的な思考が潜んでおり、さまざまな人災の連鎖があります。

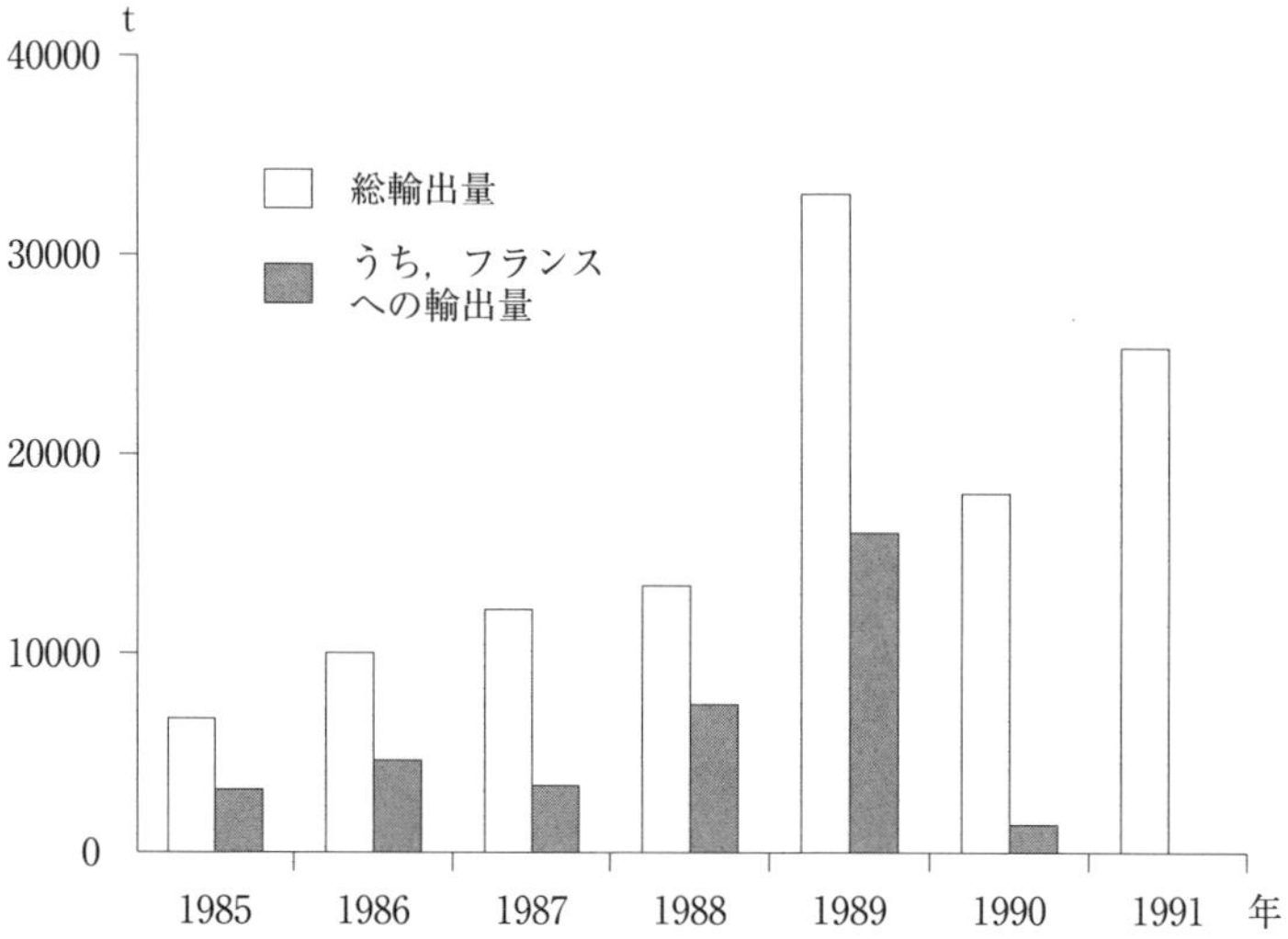

図 4　イギリスが輸出した肉骨粉の量(『ネイチャー』誌の記事による)

イギリス政府は肉骨粉が狂牛病の汚染源だということを突き止め、一九八八年に肉骨粉を含む動物性の死体を使った飼料を牛に与えることを禁止しました。しかし、この給餌規制には大きな抜け穴がありました。

イギリスが給餌を中止したのは、自分の国の中だけのことでした。レンダリング産業はそのまま肉骨粉の製造を続行し、イギリス国内で肉骨粉の使用を禁止した結果、イギリス国内に肉骨粉の在庫がどんどん積み上がっていきました。それがどうなったか。何の規制もない輸出にどんどん回されていくことになったのです。

これを如実に表しているのが、イギリスから輸出された肉骨粉の輸出統計データです。イギリスから国外への肉骨粉の輸出量は、一九八五年の狂牛病発生から数年間は徐々に増加していますが、それほど大きな増加ではありません。

しかし、一九八八年に肉骨粉のイギリス国内の給餌規制が成立したとたん、翌年には輸出量が二倍以上に膨れあがっています。つまりイギリスは、自分の国の中で狂牛病の原因とわかった肉骨粉を、そのまま国外へ売りさばいていたのです。

しかもその約半分は隣のフランスに輸出されています。ＥＵ（欧州連合）で一見仲良くしているように見えて、危険なものを危険とわかって売る国家的な犯罪が、平気で行われていたのでした。

フランスはすぐに飼料の汚染に気づき、慌ててイギリスからの肉骨粉の輸入を禁止したので、次の年にはフランスへの輸出量は急激に減り、一九九一年にはゼロになっています。しかし、一九九〇年代に入ってから、フランスでの狂牛病の発生数は、増加の一途をたどるばかりです。

イギリス産肉骨粉の輸出量は、フランスという行き先を失って一時的に減りましたが、その後、一九九一年には、ふたたび増えています。その肉骨粉は、どこへ行ったか。何も知らないアジアやアメリカに渡っていった可能性が高いといわれています。日本政府は、イギリス産の肉骨粉が、いつ、どれくらい輸入されたのか、その実態をきちんと把握していません。しかし、イギリスの輸出統計では、一九九六年の禁輸までに三〇〇トンを超す肉骨粉の輸出が、日本向けにあったとされています。

ホルスタイン牛の不幸

日本では二〇〇一年に狂牛病の第一号が見つかって以来、三五例まで確認されています（表2。二〇〇九年、さらに一例が確認された）。ほとんどが乳牛であるホルスタインの牛です。これは、乳牛が幼いうちから人工的な動物性の飼料を食べさせられ、狂牛病の危険性にさらされていることを表しています。

日本でこれだけの発症例が見つかっているのも、二〇〇一年の狂牛病ショックのあと、ただちに食肉用のすべての牛に対し、屠畜《とちく》したあと脳の一部を採取し、脳内に異常型プリオンタンパク質が含まれているかどうかを調べることによって感染の有無を調べるという、スクリーニング検査をすることにしたからです。

この検査により多くの狂牛病が摘発されることになりましたが、なぜミルクを出すホルスタイン牛が、食肉ラインの捜査網に引っかかってきたのか。それは、ホルスタイン牛が、生まれてから死ぬまで、徹底的に搾取《さくしゅ》される動物だからです。

ホルスタイン牛は、ミルクが出るうちはいくらでもミルクを吸い取られています。そして、五、六歳の老齢牛になるとミルクの出が悪くなるので、食肉に回されるのです。

狂牛病を発症した牛の資料には月齢が表示されていますが、たとえば「六四」というのは五歳いうことになります。なかには月齢一〇〇を超えるもの、つまり八歳や九歳で食肉にされ

表2　日本における狂牛病の発生状況(2008年8月現在)

	陽性確認年月日	確認時の月齢	生年月日	品種(性別)	生産地	飼育地
1	2001/9/10	64	1996/3/26	ホルスタイン種(雌)	北海道	千葉県
2	2001/11/21	67	1996/4/4	ホルスタイン種(雌)	北海道	北海道
3	2001/12/2	68	1996/3/26	ホルスタイン種(雌)	群馬県	群馬県
4	2002/5/13	73	1996/3/23	ホルスタイン種(雌)	北海道	北海道
5	2002/8/23	80	1995/12/5	ホルスタイン種(雌)	神奈川県	神奈川県
6	2003/1/20	83	1996/2/10	ホルスタイン種(雌)	北海道	和歌山県
7	2003/1/23	81	1996/3/28	ホルスタイン種(雌)	北海道	北海道
8	2003/10/6	23	2001/10/13	ホルスタイン種(去勢)	栃木県	福島県
9	2003/11/4	21	2002/1/13	ホルスタイン種(去勢)	兵庫県	広島県
10	2004/2/22	95	1996/3/17	ホルスタイン種(雌)	神奈川県	神奈川県
11	2004/3/9	94	1996/4/8	ホルスタイン種(雌)	北海道	北海道
12	2004/9/13	62	1999/7/3	ホルスタイン種(雌)	熊本県	熊本県
13	2004/9/23	103	1996/2/18	ホルスタイン種(雌)	北海道	奈良県
14	2004/10/14	48	2000/10/8	ホルスタイン種(雌)	北海道	北海道
15	2005/2/26	102	1996/8/5	ホルスタイン種(雌)	北海道	北海道
16	2005/3/27	108	1996/3/23	ホルスタイン種(雌)	北海道	北海道
17	2005/4/8	54	2000/9/11	ホルスタイン種(雌)	北海道	北海道
18	2005/5/12	68	1999/8/31	ホルスタイン種(雌)	北海道	北海道
19	2005/6/2	109	1996/4/16	ホルスタイン種(雌)	北海道	北海道
20	2005/6/6	57	2000/8/12	ホルスタイン種(雌)	北海道	北海道
21	2005/12/10	69	2000/2/13	ホルスタイン種(雌)	北海道	北海道
22	2006/1/23	64	2000/9/1	ホルスタイン種(雌)	北海道	北海道
23	2006/3/15	68	2000/7/8	ホルスタイン種(雌)	北海道	北海道
24	2006/3/17	169	1992/2/10	黒毛和牛種(雌)	長崎県	長崎県
25	2006/4/19	71	2000/4/18	ホルスタイン種(雌)	北海道	岡山県
26	2006/5/13	68	2000/8/11	ホルスタイン種(雌)	北海道	北海道
27	2006/5/19	68	2000/8/20	ホルスタイン種(雌)	北海道	北海道
28	2006/8/11	80	1999/11/21	ホルスタイン種(雌)	北海道	北海道
29	2006/9/28	75	2000/6/24	ホルスタイン種(雌)	北海道	北海道
30	2006/11/13	64	2001/6/28	ホルスタイン種(雌)	北海道	北海道
31	2006/12/8	84	1999/11/12	ホルスタイン種(雌)	北海道	北海道
32	2007/2/5	65	2001/8/26	ホルスタイン種(雌)	北海道	北海道
33	2007/7/2	84	2000/9/21	黒毛和牛種(雌)	北海道	北海道
34	2007/12/21	185	1992/7/1	黒毛和牛種(雌)	島根県	北海道
35	2008/3/24	89	2000/10/12	黒毛和牛種(雌)	北海道	北海道

〈注記〉　これまでホルスタイン種(乳牛)に限られていた感染が，最近になって黒毛和牛(肉牛)でも相次いで発見されている．この理由はまだ明らかではないが，肉牛に対しても肉骨粉あるいは動物性原料を含む代用飼料を与えていた可能性がある．また乳牛を仮母として，肉牛の受精卵を移植するなどの生殖技術も行われているため，十分慎重な疫学調査が必要である．

たものもあります。スーパーマーケットに並んでいる安い国産牛肉のほとんどは、乳牛です。

さらに悲劇的なのは、ホルスタインの雄牛です。乳産業にとってホルスタインの雄牛は無価値なものです。そのため、肉が固くならないように早々と去勢されて、二一カ月程度、二年未満で肥育が終えられ、国産若牛として食肉材になります。

このようにして、子牛のときに肉骨粉を摂取しているリスクが高いと考えられるホルスタイン牛から、狂牛病の症例が多く見つかっているのです。

全頭検査の意義

日本の世論は食に対してセンシティブな傾向があり、二〇〇一年の狂牛病ショックのあと、かなり早い時期に非常に精度の高い狂牛病対策が打ち立てられました。これは世界でも稀に見る厳しい体制で、このこと自体は食の安全のために非常によかったことといえます。

一つめの対策は、先ほど述べたように、食肉ラインに入ってくるすべての牛を対象として、解体される前に、脳内の異常型プリオンタンパク質の有無を鋭敏にチェックするというものです。この検査はエライザテストというもので、結果は二時間ほどでわかります。

検査には一検体あたり約二〇〇〇円かかり、日本の場合は年間に一三〇万頭の牛が食肉になりますので、約二〇〇〇円×一三〇万頭＝約二六億円が、この検査に費やされています。

年間数例しかないものに対し、一三〇万頭も調べ、二六億円もかけていいのか、もったいないという議論もあります。しかし、私はそうは思いません。この検査により三五例の狂牛病の牛が見つかり、その牛はまるごと焼却処分されました。狂牛病に感染した牛が人間の口に入らないための、この体制は、食の安全を確保するうえで必要なものだと思います。

検査費用はすべて税金で賄われており、食肉の価格に転嫁《てんか》されていません。牛肉をたくさん食べる人もそうでない人もいるのだから、税金ではなく消費者から回収すべきではないか、という議論もあります。全頭検査のコストを消費者の牛肉価格に転嫁しても、一〇〇グラムあたり一円ほどの上昇ですので、消費者はそれほど負担と感じないかもしれません。それでも、やはり私は、これは税金で賄われるべきものだと考えています。

一九九六年に狂牛病の人への伝染の可能性がイギリスで明らかにされた時点で、日本の農林水産省や厚生省(現在の厚生労働省)は何もしませんでした。「肉骨粉の使用を自粛されたし」という内容の、Ａ４の紙一枚の通達を、各都道府県にファックスしただけです。そこには禁止措置も強制力も罰則も監視体制も、ありませんでした。その不作為が、狂牛病をここまで日本中に広めた原因となったわけです。

だからこそ、牛肉の安全を回復する義務は公的なものにあり、税金から支払われるべきだと思います。消費者価格に転嫁することにも、食の安全や自給率への意識を高める意味などがあるかもしれませんが、消費者にすべてを委ねてしまっては、政府が何もしなかった責任をとらないことになってしまいます。

徹底した安全対策

安全対策のもう一つの柱は、特定危険部位の除去です。すべての牛から脳、眼、扁桃《へんとう》、脊髄《せきずい》及び回腸遠位部を取り除くという方法です。これは一段階目の検査でシロになった、つまり感染していないと判定された牛であっても、すべてを対象として、念のために行っている措置です。なぜなら、どんな検査であっても検査漏《も》れがあるからです。とりわけ、潜伏期の初期にある若い牛の場合であれば、脳の中に検出できる量の異常型プリオンタンパク質が溜《た》まっていないケースもあります。感染牛の病原体が体内を回っている可能性を考え、最大限リスクを抑える方法として、病原体が特に集中して集まる部位を取り除くことが考えられました。狂牛病の病原体は非常に変わっていて、神経細胞とリンパ細胞に好んでとりつきます。だから、その細胞が集中している部分を取り除けば、より安全度が上がるというわけです。

狂牛病問題の専門家の中には、「全頭検査なんかしなくても、特定危険部位を除去さえすれば、牛は安全に食べられる」という人もいます。これは俗に「ふぐ毒理論」といわれています。ふぐの毒は、専門の調理師が肝《きも》などをちゃんと取り除けば、安全に食べることができます。それと同様、牛からも特定危険部位を除去さえすれば、たとえ感染牛であっても安全だというのです。

しかし、これは決定的に間違った考え方です。狂牛病の毒はふぐの毒のように、おとなしく肝に留まっているわけではないのです。狂牛病の毒は病原体なので増えます。そして体の中をわからないルートを使って移動しています。特にリンパ細胞に乗っているものは動いている可能性があります。だからこそ、特定危険部位の除去だけすればよいのではなく、全頭検査でまず一次的に感染源を取り除いたあと、特定危険部位の除去によって、ダブルチェックをすることに意味があるわけです。

現にイギリスでは、ヤコブ病にかかった人が、自分がヤコブ病にかかっているとは知らないまま献血をし、その血液をもらった人がヤコブ病にかかるという、輸血による感染のケースが発生しています。つまり、ヤコブ病の病原体は血液中に漏れ出ているということです。狂牛病の病原体は、体内を動いているのです。

そのため日本でも、一九八〇年から一九九六年の間に一日でもイギリスとフランスに旅行したことがある人、一九九七年から二〇〇四年に通算六カ月以上イギリスに滞在歴のある人は、献血できないことになっています。それは、その人がヤコブ病にかかっているからではなく、危険をできるだけ減らすための方法として行われていることです。(二〇一〇年一月より、献血が制限されるイギリスの滞在歴は、一九八〇年から一九九六年の間について、一日から通算一カ月以上にあらためられた。フランスはアイルランド、イタリア、オランダ、スペイン、ドイツ、ベルギー、ポルトガル、サウジアラビアとともに、一九八〇年から二〇〇四年の滞在歴が通算六カ月以上の場合のみ、制限の対象となった。）

さらなる対策の柱は、肉骨粉の使用禁止です。草食動物に肉食させたことがこの病気のそもそもの発端だったので、日本でも動物性の飼料を牛に与えることを禁止しました。肉骨粉は豚や鶏や羊や魚類の餌にすることも、すべて禁止されています。

家畜の不可食部位の再利用や死体の処理手段としてのレンダリング産業は日本にもあります。その産業を保護するために、牛の肉骨粉はすべて政府が買い上げて、焼却処分することにしています。

また、牛肉のトレーサビリティ（流通経路が記録され、追跡可能な状態にあること）も確立されました。これは牛の戸籍のようなもので、生まれた子牛には一〇桁の番号の入った耳標《じひょう》というものが付けられます。そしてその番号がその牛固有の番号となり、福島県にあるコンピュータに登録され、その牛がどこで生まれ、どこに連れていかれて、何を食べさせられ、いつ出荷されたかという履歴《りれき》がすべてわかるようになっています。

ですから、現在スーパーで肉を買うと、国産牛であればトレーサビリティ番号の一〇桁がラベルに表示されています。それをインターネット上の「牛の個体識別情報検索サービス」に入力すると、その牛の履歴が全部出るようになっています(https://www.id.nlbc.go.jp/top.html)。トレーサビリティにより牛の成育プロセスが明らかになることで、第一義的には消費者に安心が与えられますが、実はもっと大事なことがあります。それは全頭検査で一頭でも陽性牛が出たときに、その牛がどこで生まれて、何を食べていたかがただちにわかるということです。

そして同時に、その牛と同じころに生まれ、同じようなものを食べさせられていた危ない牛の集団を特定して、隔離できるということも、トレーサビリティの非常に重要な意義です。三五件の狂牛病発症例のトレーサビリティも、原因を突き止めるための重要な情報となっています。

アメリカ産牛肉は安全か

日本がこのように牛肉の安全性を確保しているのに対し、では、アメリカ産牛肉はどれくらいの安全性を確保しているのでしょうか。

アメリカでは全頭検査に当たるようなチェックは何もしていません。抽出した非常に少量の牛を対象に、サーベイランス検査を行っています(サーベイランスとは、疾病の予防と管理のためのシステム)。しかし、その検査体制はまったくお粗末なもので、よろけた牛を無理やり食肉ラインに連れていき処分していることが内部告発で明らかとなり、たくさんの牛肉が回収された事例もあります。

アメリカの畜産規模は日本の二〇倍以上あるので、日本で狂牛病が三五件見つかったことから、アメリカでも同様に汚染が広がっていると類推して単純に計算すると、数百件は見つかることになります。しかし、実際にはこれまでに三件しか見つかっていません。それはアメリカの牛が安全だからではなく、検査をしていないから見つかっていないだけだと、私は思っています。

特定危険部位の除去についても、日本では全頭を対象としていますが、脳と脊髄についてはアメリカでは三〇カ月齢以上の牛だけにすればよいことになっています。

そして、その脳や脊髄をどうしているか。日本ではすべて焼却処分にしていますが、アメリカではこれが肉骨粉の製造に使われています。現在でも製造は続いていて、さすがに牛の餌にすることは禁止していますが、豚や鶏、魚類の餌、作物の肥料にすることは認められています。ちなみに、狂牛病の病原体は土壌中に潜んで、何年も生きながらえることが知られています。

こうして肉骨粉の製造と使用が続いている限り、間違って牛に与えてしまったとか、余っているから使ってしまうとか、飼料工場のライン上で汚染するといった危険性は、まだまだ残されています。

また、アメリカにはトレーサビリティに当たるものが何にもないので、食肉になる時点で牛の月齢がどれくらいだったのか、わかる術《すべ》がありません。自分の家に牛が何頭いるか、よくわかっていないカウボーイがいてもおかしくないのです。

このように、日本とアメリカの狂牛病対策の安全のハードルには、だいぶ差があります。本来であれば、アメリカが日本と同じくらいのところまでハードルを高めてくれれば、内外基準が一致して、輸入再開の条件が整うはずです。これは貿易摩擦でも何でもありません。

貿易摩擦とは、日本が国内には甘くしておいて、国外に厳しい基準を設けるから起こるものです。牛肉については、日本はそもそも国内を厳しくしており、アメリカにも同じようにしてくださいといっているにすぎないのです。

しかし、現実には、その逆のことが起こっています。アメリカ側は自分たちのやり方を変えることなく、日本に全頭検査を見直すようにいい、輸入再開の条件を整わせようとしています。

現に日本では、二〇カ月齢以下の若い牛には現在までのところ狂牛病は見つかっていないという食品安全委員会が示したデータをもとに、政府は二〇カ月齢以下の牛には検査をしなくてよいと定め、アメリカ産牛肉についても二〇カ月齢以下であれば検査なしに輸入してよいとして、二〇〇五年一二月に部分的に輸入が再開されたのです。

二〇カ月齢以下ならば検査をしなくてもいいということ自体、私は批判的に考えています。二〇カ月齢以下の若い牛にも感染牛がいる可能性があり、これが検査で発見できないとは断言できません。現に、二一カ月齢、二三カ月齢という若い牛の感染例が見つかっているからです（35ページ表2参照）。科学的な議論が詰められるよりも先に、政治的な決着が起こってしまいました。

これは非常に危険なことです。

ところが、二〇〇六年一月、成田に着いたアメリカ産牛肉の中に、背骨がそのまま混じっているのが発見されました。日本に輸入する際には特定危険部位を取り除かなければならないという約束だったのに、その約束を無視した違反が起き、アメリカ産牛肉の輸入は再び禁止となりました。

しかし、二〇〇六年八月には、以後、気をつけます、ということで輸入が再開され、現在に至っています。その後も、二〇〇八年四月に大手牛丼チェーン店の加工工場で、輸入したアメリカ産牛肉に背骨が混ざっているのが発見されましたが、その対応は、問題の牛肉を加工したアメリカの食肉処理施設からの輸入を停止するにとどまりました。

メディアでは、アメリカ産牛肉の輸入禁止・再開をめぐり、アメリカ産牛肉を使っていた牛丼店に、メニューから牛丼がなくなることを惜しむ人たちが並ぶ姿や、メニュー再開を喜ぶ声など、非常に表層的な部分ばかりが映されました。しかし、アメリカにどれくらいの規模の狂牛病が潜んでいるのか、どれだけ汚染が広がっているかということは、まったくわかっていないのです。

日本では、二〇カ月齢以下の若い牛には検査をしなくてもよいということになりましたが、検査を実施している各都道府県のレベルでは、自分たちのブランドイメージを守るため、また横並び意識から、すべての自治体で全頭検査を行っています。政府もそれを容認して検査費用を出しています。

しかし、政府は、その暫定《ざんてい》的な予算措置を、二〇〇八年七月末で打ち切りました。したがって、これからふたたび全頭検査をめぐる議論が活発になることでしょう。検査施設を実際に運営している全自治体は、政府からの補助金が打ち切られても独自予算で今年度の全頭検査を続行すると表明しました。けれども、来年度以降の継続を疑問視する声もあるようです。

日本国内での汚染原因もなお確定できず、現に狂牛病は肉牛を含めて引き続き発見されています。二〇カ月齢以下の牛からでも感染が見つかる可能性はあり、安全確保の面からも、疫学上の情報を集める面からも、全頭検査は維持されるべきだと思います。

お隣の韓国では、日本より一足先にアメリカからの牛肉輸入の全面的再開を決定しました。それまでは日本と同様に月齢制限(韓国の場合は三〇カ月齢以下)をしていましたが、この制限を撤廃することに韓国政府が決めたのです。それに対して大規模な抗議集会やデモが起こりました。結局、韓国政府は月齢制限撤廃を無期限保留せざるを得ないところまで追い込まれました。

それだけ食の安全・安心は、どこの国でも市民に最も身近な危機として捉えられています。アメリカは日本に対しても、近いうちにアメリカ産牛肉の月齢制限の見直しあるいは撤廃を要求してくるはずです。このとき日本の国民は、はたして韓国の人々のような抵抗を示せるでしょうか。

食の安全をどう考えるか

遺伝子組み換え作物と時間

狂牛病では、上流のほうでは肉骨粉を売りさばいてしまった人や草食動物である牛を肉食に変えてしまった人たちが経済的な利益を得て、そのリスクだけが下流のほうで消費者に流れついてしまいました。人間の部分的な思考の連鎖により食の安全が脅かされた結果が、現在、私たちの目の前にあるわけです。そして、狂牛病問題は、終わってもいないし、解決してもいない。日本の汚染源がいったい何だったのかということも、いまだにわかっていないのです。

同様に、遺伝子組み換え作物も、部分的な思考により推進されているものです。安全性、危険性について、十分な研究はほとんどなされていません。

遺伝子組み換え操作は、品種改良と同じだという人がいます。人間はこれまで、さまざまな作物を品種改良して育種してきたではないか、それを少し効率よくやったものが遺伝子組み換えだから、何も変わらない、という議論です。

しかし、この議論では、「時間」が忘れ去られています。品種改良では、ある作物と作物を掛け合わせ、次の作物を作りますが、そこには何年もの時間の試練が含まれています。作物と作物を掛け合わせたときにできる新しい動的平衡状態が、安定するかどうかを試すリアルタイムの時間が何年かあり、その中で何とか平衡状態を保ったものが、新たな作物として流通していきます。ところが、遺伝子組み換え作物は、ある部分とある部分を入れ替えて、さあ、どうだと、すぐに市場に出回ります。そこに検証するための時間はありません。遺伝子組み換え作物が、自然界の中でさまざまなインタラクションをして、害虫を殺すかもしれないし、新たな耐性菌ができるかもしれない。また、遺伝子組み換え作物自体が、不安定な状態に陥るかもしれない。

このようなことを検証するためには、植物が世代交代する何世代もの時間の試練が必要で、そうした年次の研究が十分に行われていないところに、遺伝子組み換えの問題があるように思います。

不要な分子、食品添加物

では、食品添加物については、どのように考えればよいでしょうか。食品の風味や外観をよくしたり、保存性を高めることのできる食品添加物は、低価格を維持し、広く流通させるのに必要とされていますが、食品本来の分子ではないので、人間の体に入ってからは、必要のないものです。それどころか、動的平衡状態の維持に役立たない不要な分子は、それを無害化したり、分解したり、対外へ排泄したりするために、人体に余分な負担をかけます。

添加物は、人体に急激な悪影響を及ぼさないレベルなら加えてよいことになっていますが、長期的に摂取を続けて生じる問題、複合的な作用については、誰もきちんと調べていません。

たとえば、ハムやソーセージ、サンドイッチ、弁当などに広範囲で使われている、ソルビン酸という保存料があります。ソルビン酸を添加すると、どうして食品が長持ちするかというと、ソルビン酸は乳酸に似た、おとり物質として働くのです。

乳酸は生物にとって、とくに雑菌などの微生物にとって、重要なエネルギー源です。多くの雑菌は、ソルビン酸を乳酸と間違えて取り込みますが、乳酸と違って余計な尻尾《しっぽ》が付いているので、代謝ができなくなり、酵素反応系がブロックされてしまいます。これが、菌の増殖を抑制する、静菌作用です。

ソルビン酸は人間の細胞には直接的に影響しないとされていますが、雑菌を制圧するくらいならば、腸内細菌も制圧するということになります。腸内細菌は、人間が食べたものをかすめ取って増殖している菌ですが、腸内にある種のコロニーを形成することで、もっと凶悪な菌がやってきたとき、それらの菌が増殖できないようにするという役割も果たしています。

腸内細菌も強いので、ソルビン酸によって少々制圧されても、また増殖して元に戻りますが、ずっと何十年も負荷を与え続けられれば、当然、変質していく可能性があります。凶悪な菌にやられてしまう脆弱《ぜいじゃく》さが出てくるかもしれません。

数日間の腐りづらさと、とりあえずの安全性だけを求め、時間を忘れている食品添加物の使用も、人間の部分的思考に基づくものにほかなりません。

リスクが多い？　少ない？

人間が部分的な思考にとらわれがちで、広く考えることが困難だとしても、それでもやはり、私たちはより真実に近い生命観を求めて、考え続けなければなりません。

では、いったいどうしたらよいのか。どのように考えたらよいのか。

そこで、まず一ついえることは、リスク論に足をすくわれないようにしなければならない、ということです。リスク論は、食べものの安全や、さまざまな科学技術についていわれていることです。この世の中に一〇〇％安全なものは何一つない、どんなものにもわずかながらにリスクが含まれているというところから、リスク論は出発します。それは、たしかにその通りで、どんなものにも必ず、わずかながらリスクは含まれています。

リスク論者がいうには、リスクの大きさをもっと冷静に見極めて、ヒステリックに騒いだり、空騒《からさわ》ぎをしたりするのはやめましょう、ということになります。では、すべてのものに幾分か含まれているリスクの大きさというのは、何をもって見えてくるのか。それは、有り体《てい》にいえば、死者の数です。

狂牛病問題について考えてみましょう。イギリスでは結局、一八万頭の牛が狂牛病で死にました。これは公式的にわかっている数なので、本当はもっと多いといわれています。そして、イギリス国内で汚染された牛肉を食べてヤコブ病になって死んだ人は、現在までのところ百六十数名です。

日本では三五頭の狂牛病が見つかっています。もしイギリスのケースがそのまま単純に比例計算で適用できるとしたら、日本でヤコブ病にかかる人のリスクは〇・〇三人と、一人以下になります。つまり、リスク論者にとってみれば、一八万頭もの牛が狂牛病で死んでいるのに、ヤコブ病にかかった人は、たった百六十数名ということになるわけです。

たとえば、日本で交通事故によって死ぬ人は、一年に何人いるのでしょうか。一時は一万人を超え、いまは下がってきていますが、それでも年間に約五〇〇〇人が交通事故で死にます(二〇〇七年)。では、自殺で死ぬ人は何人でしょう。一年間に三万人以上の人が自殺で死にます。

それに比べれば、狂牛病が原因で死ぬかもしれない人の数は〇・〇三人で、ほとんど無視できるくらいの数ではないか、税金の額も限られているし、使う優先順位を考えると、よりリスクの高いものから使っていくのに何の問題があるのか——これがリスク論の考え方です。

リスク論の落とし穴

リスク論者は、非常に少ないリスクしかないから、狂牛病はそれほど重要な問題ではないと結論を導き出しますが、これは正しいことでしょうか。

私は正しいことではないと思います。なぜなら、リスクの数を死者の数に還元してしまうと、見えなくなってしまうことがあるからです。死者の数からは、単に死んだということしかわからず、その人がどうして死んだのか、その原因の質や由来がわからなくなってしまいます。

狂牛病が原因で死ぬかもしれないリスクは〇・〇三人という非常に小さな確率だから取るに足らないというのであれば、もしヤコブ病で死んだ人が日本で現れても、狂牛病は問題ないといえるのでしょうか。

実は、日本でもヤコブ病による死亡が一例出ているのですが、その人はイギリスに渡航歴があったので、イギリスで汚染源を食べて、かかったのではないかといわれています。でも、どこでかかったかは、正確には特定できません。

今後、イギリスへの渡航歴がまったくなくて、日本にずっといるにもかかわらずヤコブ病にかかった人が現れれば、それは端的に日本で感染したことになります。しかし、その確率が非常に低いからといって、「ああ、アンラッキーでしたね」といえるでしょうか。

外へ出かけて、たとえば宇宙空間から降ってきた小さい隕石《いんせき》に当たって死んでしまったとします。それは、日本でヤコブ病にかかる以上に、非常に低い確率でしか生じないことです。隕石が降ってくることは、予見不可能なことですし、回避不可能なことです。このようなことであれば、仕方がなかった、アンラッキーだったということもできるかもしれません。

けれども、狂牛病が原因で死ぬことは、決してアンラッキーとはいえません。それは、あってはならないことだからです。狂牛病は人災の連鎖としてここに至っているもので、それは予見もできるし、回避もできるはずのものです。アメリカ産牛肉が無原則に日本に入ってくることを止めれば、よりリスクを回避することができます。狂牛病のような問題について、リスク論によって大丈夫だというのは、非常に危ういことです。

選択の自由はあるか

食の安全については、選択の自由ということもよくいわれます。アメリカ産牛肉や遺伝子組み換え食品について、いやなら買わなければよい、食べたい人は食べればいいし、食べたくない人は食べなくてもいい、消費者の選択の自由ではないか、というのです。

たしかに私たちには、自分が食べたいと思うものを選んで食べる選択の自由があります。逆に、自分が食べたくないと思うものを避ける自由もあります。安全であるからとか、体によいから、といったレベルの判断よりも、ずっと基本的なレベルの自由です。

しかし、消費者に選択の自由があり、食の安全は自己責任であるという理屈は、選択の自由を保障すべきモラルが守られ、選択肢がすべて明らかになっているときだけ成り立つものです。

産地や消費期限・賞味期限の書き換えは後を絶たず、私たちがいくら表示を確認し、選《え》り分けて食べようとしても、望まぬものが口に入り込んでいる可能性は否めません。表示がルール通りであったとしても、たとえばアメリカ産牛肉か国産牛肉か、産地表示の義務があるのは、精肉か、加工が軽度の加工食品だけです。大半の二次的な加工食品や外食メニューはすべて、原産国表示の義務がありません。

けれども、子どもたちは給食を目の前にして、「これは、どこの国の肉かわからないから、食べたくありません」とはいえません。このことからも、消費者に選択の自由があるから、食の安全は守ろうとすれば守れる、という議論は成り立たないことがわかります。

私たちが、より積極的に、自分の食を自分で守るためには、それなりの知力と体力を要します。その力を身につけるためには、私たちは、より食に対して意識的にならねばなりません。

日本料理の名店、吉兆の創始者・湯木貞一さんの『吉兆味ばなし』(暮しの手帖社)を眺めていたところ、豆腐は本来、夜に食べるものではない、というような話が出ていました。いまの人の多くは、「えっ、なんで？　夕食のときに豆腐入りの味噌汁をいただくのは普通のことじゃないか」と不思議に思うのではないでしょうか。

昔の豆腐は手作りで、夜半から仕込みをして、早朝にできたものが売られていました。ラッパを吹いてお豆腐屋さんが売りにきたものを、お母さんが手鍋に入れて買ってきて、朝の食卓に出して食べる。水に浸《つ》けておいても、せいぜい昼ぐらいまでしかもたず、夜には傷《いた》んでしまう。

かつてはこのように、人の手が加わった食材は作られた瞬間から悪くなっていくという時間感覚が当たり前だったのに、私たちはあまりにも人工的な食材に慣らされてしまい、いつまで置いても色も変わらず腐りもしないことに、驚くこともいぶかることも、なくなってしまいました。もし、私たちが食の選択の自由を、より自らの手に取り戻そうとするなら、まず必要なのは、私たち自身の食に対する感覚を、より等身大のものとして取り戻すことではないでしょうか。

練りものに取り囲まれた現代

私は京都に暮らしていた期間があり、京都の日本料理店で食べた料理に、いいな、と思ったものがありました。それは、すりおろした蓮根《れんこん》を握って、あつあつの椀《わん》の汁にひたしたもので、ぼそぼそとした食感のあと、素朴な甘みと蓮根特有のあっさりとしたデンプンのうまみが口の中に広がる、印象深いものでした。

そのしばらく後、嵐山にある京都吉兆の三代目当主である、徳岡邦夫さんとお話しする機会がありました。ちなみに、偽装で話題になった船場吉兆と京都吉兆は別の会社です。徳岡さんに蓮根団子のことをお尋ねすると、徳岡さんはその料理のルーツを教えてくださった上で、「でも、練りものというのは、料理としては本質的に「逃げ」なんですよ」とおっしゃいました。

昨今、挽肉の偽装や、毒入り餃子などの問題が明らかとなりました。挽肉も餃子も練りものです。練りものは、自分で作れば、そこに何がどれくらい入っているかわかりますが、誰かほかの人に作ってもらうのを任せてしまったら、そこに何がどれくらい入っていて、どのように調理されたかというプロセスが、まったく見えなくなってしまいます。

牛丼店や焼肉店でも、アメリカ産が怪しいというので、狂牛病が発生していないオーストラリア産やニュージーランド産に切り替えたところが多くありますが、使っている肉は、牛肉といっても、けっして上等なものばかりではありません。なかには、横隔膜《おうかくまく》に付随している骨に張りついた腱のような部分を機械的に引きはがして、それを薄く切って濃い味つけをし、混ぜ合わせたものなどもあります。

ファストフードの安いハンバーガーには、一個あたり五〇〇頭の牛の肉が入っていることもあるといいます。牛肉の格安の部分をいろいろなところから集めて、巨大なシステムの中で混ぜ合わせ、均一化し、量産する、見えないプロセスがあるのです。

安い価格を実現するためにプロセスがブラックボックスになっていること、練りもののようなものに取り囲まれ、混ぜるということに対して非常に鈍感になってしまっていることは、現代の食をめぐる、大きな問題です。

食だけではなく、サブプライム問題も、ある意味で端的に練りものです。サブプライム問題は、ひょっとしたら不良債権になるかもしれないローンを、ほかのさまざまな債権とぐちゃぐちゃに混ぜて細分化し、債権商品として全世界に売りさばいたことに端を発しています。その中に非常に不良な債権が含まれていて、たくさんの債権で希釈してしまえば、不良債権のリスクも薄まり、見えなくなってしまうと考えたわけです。ところがそのリスクは狂牛病と同じように、人々の心の中で不安となって増殖し、全体を損ねてしまいました。

このようにして、私たちの身の回りにあるものは練りものだらけで、その中に何がいったいどれくらい入っているかは、まったくわかりません。だからこそ、プロセスが見えないものを、いかに見えるものに変えていくかが非常に大事なのです。

プロセスの回復を

しかし、プロセスを見えるようにするのは、一朝一夕にできることではありません。とくに食べるものに関しては、もはや自給自足は不可能なので、誰かにある部分を委ねなければならない。となると、プロセスを見るためには、信頼できる人が、どうやって作っているかが見えているものを買うしかないということになります。

アメリカ産牛肉の例でいえば、アメリカ産のすべてが悪いのではなく、まっとうな畜産に取り組んでいる人たちもいます。アメリカのボルダーにあるコールマンフーズ社の会長にインタビューしたところ、「狂牛病問題には、非常に迷惑している、自分のところの牛は狂牛病にかかりっこない」といっていました。彼らが牛をどのように育てているかというと、有機栽培された植物性の飼料だけを与えていて、抗生物質や成長ホルモンなども一切打っていない。

つまり、狂牛病を防ぐためには、全頭検査でも特定危険部位の除去でもなく、そもそも論をいえば、草食動物である牛を正しく育てればよいのです。

そのようにちゃんと育てられた牛の肉は、若干割高です。部位にもよりますが、グラムあたり一〇%から二五%、市販のものより割高になっています。それでも、それを選んで買っている人たちがアメリカにはいます。

こういったプロセスがわかる食品を買うときに、それなりの値段がするのは当然で、それは安全のコストといえます。消費者がそのような食品をあえて選んで買うことは、プロセスを回復する方法となりますし、プロセスを見せて作っている人を応援することにもなるのです。

安ければいいのか

挽肉の偽装事件が新聞をにぎわせたとき、その事件を起こした社長は非常に独特のキャラクターで、いろいろなことをいっては集中砲火を浴びましたが、彼の言葉の中で、私には一つだけうなずけるところがありました。彼は、「安い冷凍食品を喜んで買う消費者も悪い」といったのです。その発言により、彼はますます批難されることになりました。しかし、現在、私たちが何かを食べるときに基本的に価格を判断基準にしているという事実が、食のプロセスをブラックボックス化させているのであり、そういう意味では、消費者にも責任があることは確かです。

家計の消費支出に対する食費の割合をエンゲル係数といいますが、所得が大きくなれば、食費が占める割合は低くなり、エンゲル係数が低いほど生活は豊かであるとされてきました。

第二次世界大戦後まもないころの日本人のエンゲル係数は、六〇％を超えていたそうです。つまり、収入の半分以上が食費に充《あ》てられ、食うや食わずの生活をしていました。翻《ひるが》って現在、エンゲル係数はどれくらいになったのでしょうか。食料自給率が四〇％を切って、大変だといわれていますが、それ以上にエンゲル係数は急速に低下していて、今、平均で二三％といわれています。

それは日本人が豊かになった証拠ともとれますが、実際のところは、所得の増加とともに物価も上昇しているわけで、それほど簡単にエンゲル係数が下がるとは考えられません。このエンゲル係数の低さには、食がグローバル化し、プロセスが見えない安いものが大量に作られるようになったと同時に、一円でも安いほうを選ぶという消費行動が、その構造を支えているという実態が潜んでいるように思われます。だからこそ、安全のためのコスト、プロセスの可視化を取り戻すためのコストの必要性をもっと認めていくべきではないでしょうか。

こういうと必ず、「それは持てる者の論理だ」と反論する人が出てきます。私は、ロハス（Lifestyles Of Health And Sustainability 健康と持続可能性に配慮したライフスタイル）やスローフードの考え方を応援していますが、これに対して「ロハスやスローはマーケティング用語であって、裕福な人たちが格好いいライフスタイルとして、よりお金がかかるものを食べたりする趣味的なものだ。一般庶民にはそんな余裕なんてない」といった批判が現れました。だが、それは「遠近感」が少し違うのではないかと思います。

食べるという行為は、これまで見たとおり、生命や健康に第一義的に関わってくるものです。そこにお金をかけずして何にお金をかけるというのでしょうか。確かに、プロセスが見えるようにするにはコストがかかります。しかし、こう考えてみたらどうでしょう。スーパーに牛乳の一リットルパックが二種類並んでいる。一つはごく普通に流通している二〇〇円の牛乳。もう一つのほうは、自然な牧草や有機栽培された植物性飼料で牛を育て、余計な人工飼料は一切使っていない二五〇円の牛乳。二〇〇円の商品に比べれば、二五〇円の商品は確かに二五％割高です。だが、その差はたった五〇円にすぎない。その五〇円が払えないものでしょうか。安全と安心のために五〇円多く払うのが金持ちの論理なのでしょうか。

小さな出費が積み重なれば、全体として食費が増えるのは確かでしょう。その一方で、私たちは月に二、三万円もの携帯電話料金を平気で支払っていたり、何十万円もするブランド物のバッグを買っていたりする。食費にしても、五〇円高い牛乳を買いしぶりながら、ペットボトルや缶入りの飲料を買う出費は、あまり気に留めていなかったりするのではないでしょうか。そういった金銭感覚のギャップを指して、「遠近感」がおかしいといいたいのです。

失われた食の信頼は一朝一夕には回復しません。しかし、生産者から消費者へのプロセスは徐々に見えやすいものに変えていけるはずです。また、消費者の側も、プロセスの可視化を求めていかなければいけないし、生産者はもっとそれを見せる努力をしなければならない。プロセスをちゃんと見せた上で「うちは少し割高になります」と宣言すれば、その商品を買う人は必ず現れるはずです。そこからしか、負のスパイラルを逆転し、いまある食べ物を「本当の食べもの」に戻していく機運は生まれないと思います。

食物、環境、生命

生命は、絶え間なく分解と合成を繰り返す、ダイナミズムの中にあります。鴨長明は『方丈記』に「ゆく河のながれは、絶えずして、しかももとの水にあらず」と書きましたが、まさに生命は川のような流れの中にあり、この流れを止めないために、私たちは食べ続けなければなりません。そして、食べ、生きるということは、体を地球の分子の大循環にさらして、環境に参加することにほかなりません。地球全体にある元素の総量は、実は、それほど変わりません。あるときは海に、あるときは風に、あるときは生物になって、元素はぐるぐると回っています。

私たちが食べるものは、穀物も、野菜も、肉も、魚も、もともとは他の生物の体の一部です。人間は、他の生物を殺《あや》め、その生物たちが蓄えたタンパク質や糖質を収奪して、口にせざるをえません。しかし、私たちを形づくっている分子は、自分のものであって、自分のものではない。一瞬は留まっているけれど、私たちの中を通り抜け、次の瞬間には別のところへ流れていきます。呼吸をして体外へ出ていった二酸化炭素は、部屋から外へ出て、植物に吸収され、木の実や葉を構成します。岩石の一部になるものもあるかもしれません。海の中へ流れていき、海草やプランクトンの一部になって魚に取り込まれ、また私たちの食べものとして戻ってくることもあるでしょう。

食物の分子はそのまま私たちの分子になる。それゆえに、もし食物の中に、私たち生物の構成成分以外のものが含まれていれば、それがどんなに安全で無害なものとされていようとも、余分な分子、人工的な分子は私たちの身体の動的平衡に負荷をかけてしまいます。それらを分解し、排除するために余分なエネルギーが必要となり、平衡状態の乱れを引き起こすからです。ここに、できるだけ中身の見える、プロセスの見える食を選ぶべき生物学的根拠があるのです。

食物とはすべて他の生物の身体の一部であり、食物を通して私たちは環境と直接つながり、交換しあっています。だから自分の健康を考えるということは、環境のことを考えるということであり、環境のことを考えるということは、自分の生命を考えるということでもあるわけです。

本書は、二〇〇八年三月二日に行われた日本有機農業研究会全国大会での講演をもとに、加筆したものです。

福岡伸一

1959年，東京都生まれ．京都大学大学院農学研究科博士後期課程修了．ロックフェラー大学およびハーバード大学医学部博士研究員，京都大学助教授を経て，青山学院大学理工学部化学・生命科学科教授．専攻は分子生物学．著書に『もう牛を食べても安心か』(文春新書)，『プリオン説はほんとうか？』(講談社ブルーバックス，講談社出版文化賞科学出版賞受賞)，『ロハスの思考』(ソトコト新書)，『生物と無生物のあいだ』(講談社現代新書，サントリー学芸賞社会・風俗部門受賞，2007年新書大賞受賞)，『できそこないの男たち』(光文社新書)，『動的平衡』(木楽舎)，『世界は分けてもわからない』(講談社現代新書)，『ルリボシカミキリの青』(文藝春秋)，『エッジエフェクト 福岡伸一対談集』(朝日新聞出版)，訳書に，キャリー・マリス『マリス博士の奇想天外な人生』(ハヤカワ文庫)，リチャード・ドーキンス『虹の解体』(早川書房)，ワンガリ・マータイ『モッタイナイで地球は緑になる』(木楽舎)，テオドル・ベスター『築地』(共訳，木楽舎)，ライアル・ワトソン『エレファントム』(共訳，木楽舎)『思考する豚』(木楽舎)などがある．2006年，第1回科学ジャーナリスト賞受賞．

生命と食　　岩波ブックレット 736

2008年8月6日　第1刷発行
2012年8月16日　第12刷発行

著　者　福岡《ふくおか》 伸一《しんいち》

発行者　山口昭男

発行所　株式会社 岩波書店
〒101-8002 東京都千代田区一ツ橋 2-5-5
電話案内 03-5210-4000　販売部 03-5210-4111
ブックレット編集部 03-5210-4069
http://www.iwanami.co.jp/hensyu/booklet/

印刷・製本　法令印刷　　装丁　副田高行

ISBN 978-4-00-009436-8　　Printed in Japan

読者の皆さまへ

岩波ブックレットは，創刊25年を機に装丁を一新いたしました(2008年6月新刊より)．新しい装丁では，タイトル文字や本の背の色で，ジャンルをわけています．

赤系＝子ども，教育など
青系＝医療，福祉，法律など
緑系＝戦争と平和，環境など
紫系＝生き方，エッセイなど
茶系＝政治，経済，歴史など

これからも岩波ブックレットは，時代のトピックを迅速に取り上げ，くわしく，わかりやすく，発信していきます．

◆岩波ブックレットのホームページ◆

岩波書店のホームページでは，岩波書店の在庫書目すべてが「書名」「著者名」などから検索できます．また，岩波ブックレットのホームページには，岩波ブックレットの既刊書目全点一覧のほか，編集部からの「お知らせ」や，旬の書目を紹介する「今の一冊」，「今月の新刊」「来月の新刊予定」など，盛りだくさんの情報を掲載しております．ぜひご覧ください．

▶岩波書店ホームページ　http://www.iwanami.co.jp/◀
▶岩波ブックレットホームページ　http://www.iwanami.co.jp/hensyu/booklet◀

◆岩波ブックレットのご注文について◆

岩波書店の刊行物は注文制です．お求めの岩波ブックレットが小売書店の店頭にない場合は，書店窓口にてご注文ください．なお岩波書店に直接ご注文くださる場合は，岩波書店ホームページの「オンラインショップ」(小売書店でのお受け取りとご自宅宛発送がお選びいただけます)，または岩波書店〈ブックオーダー係〉をご利用ください．「オンラインショップ」，〈ブックオーダー係〉のいずれも，弊社から発送する場合の送料は，1回のご注文につき一律380円をいただきます．さらに「代金引換」を希望される場合は，手数料200円が加わります．

▶岩波書店〈ブックオーダー〉　☎049(287)5721　FAX 049(287)5742◀